IOUSSA ISSA LENDE

BENEFÍCIOS DAS INTERVENÇÕES NUTRICIONAIS NO KIVU DO SUL

MOUSSA ISSA LENDE

BENEFÍCIOS DAS INTERVENÇÕES NUTRICIONAIS NO KIVU DO SUL

ScienciaScripts

Cover image: www.ingimage.com

This book is a translation from the original published under ISBN 978-620-6-71970-0.

Publisher:
Sciencia Scripts
is a trademark of
Dodo Books Indian Ocean Ltd. and OmniScriptum S.R.L publishing group

120 High Road, East Finchley, London, N2 9ED, United Kingdom
Str. Armeneasca 28/1, office 1, Chisinau MD-2012, Republic of Moldova, Europe
Printed at: see last page
ISBN: 978-620-8-08871-2

Índice

Prefácio :

A vida, o infortúnio, o isolamento, o abandono e a pobreza são campos de batalha que têm os seus heróis, heróis obscuros por vezes maiores do que os heróis ilustres (Victor Hugo).

Segundo Thomas Edison, "os médicos do futuro já não saberão como tratar o corpo humano com medicamentos, mas sim como curar e prevenir doenças relacionadas com a alimentação".

No seu livro, o humanitário e especialista em saúde e nutrição, Dr. Moussa Issa Lende, fala sobre os benefícios das intervenções nutricionais no Kivu do Sul, na República Democrática do Congo, em 2020.

Face aos benefícios das intervenções humanitárias, é difícil imaginar uma injustiça maior que privar as crianças, no útero e desde tenra idade, da capacidade de desenvolver plenamente os seus talentos ao longo da vida. Isto representa uma violação dos seus direitos, mas também um enorme fardo para os países cujos futuros cidadãos não serão nem tão saudáveis nem tão produtivos como poderiam ter sido (UNICEF, 2013).

No entanto, reconhece-se que a intervenção humanitária melhora as condições de vida das populações vulneráveis (crianças, mulheres, idosos), mas esta assistência humanitária não cobre todas as necessidades essenciais. Consequentemente, a ajuda humanitária representa apenas uma parte do que as populações vulneráveis precisam para satisfazer as suas necessidades mais importantes.

Consequentemente, a qualidade da assistência humanitária e a sua gestão pelas autoridades locais são factores críticos para a satisfação dos beneficiários.

Isto mostra que a satisfação das necessidades não depende exclusivamente dos orçamentos de ajuda humanitária dos doadores. (C. Fabre et al., 2019).

No entanto, se a ajuda humanitária não for suficiente para satisfazer as necessidades mais importantes das populações vulneráveis, será ainda menos eficaz para alcançar a autossuficiência económica.

No entanto, as pessoas vulneráveis querem ser auto-suficientes em vez de serem beneficiários a longo prazo da ajuda humanitária. Tendo isto em conta, é evidente que a ajuda humanitária em si não deve ser utilizada para provocar ou terminar conflitos. No entanto, essa mesma ajuda humanitária pode estar na origem de conflitos, mesmo intercomunitários, que podem ter o efeito contrário ao pretendido pela intervenção humanitária, se os costumes, culturas e tradições dos beneficiários não forem tidos em conta nessas intervenções humanitárias.

É por esta razão que os actores humanitários se encontram geralmente no centro de questões importantes que exigem intervenções humanitárias capazes de resolver situações de crise e evitar tragédias humanitárias. (NGANONGO, 2019).

Foi neste contexto que o autor abordou esta questão, que continua a ser um tema atual com impacto no desenvolvimento africano e na sobrevivência saudável das crianças pequenas.

O seu trabalho é exemplar em vários aspectos e o seu livro ilustra a qualidade da sua sólida experiência no domínio humanitário em vários contextos e países (Níger, Mali, Senegal e República Democrática do Congo).

Ao escrever este livro sobre a sua rica experiência em ajuda humanitária, o autor demonstra um espírito crítico e sintético na sua procura de formas de mobilizar os recursos necessários para alcançar um dos Objectivos de Desenvolvimento Sustentável: erradicar todas as formas de malnutrição, capacitando os beneficiários e respeitando os seus valores culturais e tradicionais.

Finalmente, o trabalho do autor do Níger ilustra perfeitamente que existe investigação científica de alta qualidade em África realizada por africanos. Com isto em mente, o autor espera que o seu livro sirva de estímulo para uma reflexão construtiva e uma revisão profunda da implementação da assistência humanitária às populações vulneráveis em África.

Introdução :

De um modo geral, a ajuda humanitária é prestada na sequência de catástrofes naturais, conflitos armados, crises sanitárias e crises alimentares. O objetivo da assistência humanitária é prestar ajuda às vítimas de conflitos armados e de crises humanitárias sem discriminação.

Consequentemente, a proliferação de crises e catástrofes humanitárias está a aumentar a necessidade de ajuda humanitária em todo o mundo, e particularmente em África, para satisfazer as necessidades de alimentos, água, cuidados médicos e abrigo. Estas intervenções humanitárias permitem aliviar as populações que sofrem de subnutrição, doenças, ferimentos, tortura, assédio, desaparecimentos, execuções extrajudiciais e deslocações forçadas.

No entanto, a República Democrática do Congo (RDC) continua a ser um dos países mais pobres do mundo, com 63% da população a viver com menos de 1,25 USD por dia (Banco Mundial, 2018).

Na RDC, a subnutrição continua a ser um grave problema de saúde pública. De acordo com as Perspectivas de Segurança Alimentar e Nutricional para 2022, cerca de 2,8 milhões de crianças com menos de cinco anos de idade são susceptíveis de sofrer de desnutrição aguda e, entre estas crianças, 887 000 são susceptíveis de sofrer de desnutrição aguda grave. Do mesmo modo, 2,2 milhões de mulheres grávidas e lactantes são susceptíveis de sofrer de desnutrição aguda em 2022.

No Kivu do Sul, a dieta das crianças caracteriza-se por uma baixa diversidade alimentar, uma qualidade nutricional inadequada e uma dieta familiar mínima aceitável.

Pior ainda, no Kivu do Sul, as más práticas alimentares contribuem para uma elevada prevalência de crescimento atrofiado nas crianças com menos de 5 anos e aumentam a sua vulnerabilidade às doenças devido a uma diminuição do seu sistema imunitário.

No Kivu Sul, de acordo com o inquérito sobre nutrição (MICS, 2019), a prevalência de peso insuficiente é de 23% e a de desnutrição crónica é de 48%.

No Kivu Sul, de acordo com o Relatório SMART Nutrition 2019 e o SNSAP (Vigilância Nutricional, Segurança Alimentar e Alerta Precoce), os territórios de Kalehe (Minova),

Kabare (Kabare, Bunyakiri, Kalonge), Walungu (Mwana, Mubumbano) e Uvira enfrentam uma situação nutricional alarmante. Esta situação nutricional é exacerbada pela insegurança alimentar, pelo acesso inadequado a serviços de saúde de qualidade, por práticas alimentares impróprias para bebés, crianças e mulheres, pela insuficiente diversificação dos regimes alimentares e pela baixa produtividade das culturas.

Por outro lado, as zonas sanitárias dos territórios de Kalehe (Minova), Kabare (Kabare, Bunyakiri, Kalonge), Walungu (Mwana, Mubumbano) e Uvira estão sujeitas a uma instabilidade crónica ligada aos confrontos entre grupos armados, que provocaram deslocações maciças das populações, a destruição das infra-estruturas socioeconómicas de base, o aumento da pobreza e uma forte deterioração dos mecanismos de sobrevivência das populações. Além disso, estas zonas sanitárias são frequentemente confrontadas com epidemias recorrentes de cólera, sarampo, Ébola, COVID-19, etc.

Consequentemente, os indicadores sociais são muito baixos e as violações dos direitos humanos são numerosas.

As consequências fazem-se sentir sobretudo em termos de morbilidade e mortalidade ligadas à subnutrição, que afecta principalmente as crianças com menos de cinco (5) anos de idade e as mulheres grávidas e a amamentar.

Esta situação volátil e alarmante exige assistência nutricional humanitária (distribuição de alimentos de emergência) e cuidados de saúde para crianças (gestão de casos de desnutrição aguda global), que são frequentemente acompanhados de actividades de promoção nutricional.

I. Justificação da ajuda humanitária (nutrição e cuidados de saúde)

Tendo em conta esta situação humanitária, as zonas sanitárias dos territórios de Kalehe (Minova), Kabare (Kabare, Bunyakiri, Kalonge), Walungu (Mwana, Mubumbano) e Uvira necessitam de assistência nutricional para reduzir a prevenção da subnutrição e de tratamento imediato da subnutrição infantil. É essencial melhorar a segurança alimentar e o acesso aos cuidados de saúde das populações vulneráveis.

No entanto, a ação nutricional de emergência só faz sentido se as comunidades e os beneficiários estiverem envolvidos e formados. Neste sentido, o fornecimento da ajuda alimentar necessária à sobrevivência dos vulneráveis só pode ser eficaz se tiver em conta as culturas, as tradições, os hábitos alimentares de acordo com a idade e as necessidades nutricionais de cada indivíduo (redução das carências crónicas). Para que a ajuda humanitária seja eficaz, é importante reforçar as capacidades das autoridades sanitárias, das autoridades locais e das comunidades beneficiárias, a fim de garantir a recuperação (sustentabilidade) das intervenções humanitárias.

Para levar a cabo operações humanitárias com êxito, são essenciais duas componentes: compreensão e aceitação pela comunidade e conhecimentos técnicos.

Os intervenientes humanitários estão a fornecer apoio técnico e financiamento para a implementação de programas de proteção, apoio alimentar, reabilitação nutricional e programas de resiliência alimentar.

Por conseguinte, os agentes humanitários começam por identificar os líderes comunitários e os grupos vulneráveis da população, mas também trabalham em conjunto com as autoridades locais, os parceiros sociais e as autoridades sanitárias.

No âmbito desta opção, é organizada uma intervenção humanitária centrada na prevenção e no tratamento da subnutrição, em especial da subnutrição aguda grave das crianças com menos de cinco anos, em benefício das crianças, sob a forma de assistência nutricional e médica numa base periódica, em função da disponibilidade de recursos (financeiros, alimentares, medicamentos, etc.).

As intervenções nutricionais humanitárias centram-se geralmente no tratamento da subnutrição aguda grave e na promoção da alimentação de lactentes e crianças jovens em setenta e quatro (74) unidades nutricionais em zonas sanitárias nos territórios de Kalehe (Minova), Kabare (Kabare, Bunyakiri, Kalonge), Walungu (Mwana, Mubumbano) e Uvira.

Com estas intervenções nutricionais humanitárias, as mães das crianças participam em actividades de promoção dos cuidados de saúde infantil e em demonstrações culinárias, educação nutricional e actividades de aconselhamento com diagnóstico precoce da subnutrição nas aldeias ligadas às áreas de saúde.

Com a participação das autoridades locais, das autoridades sanitárias, da sociedade civil, dos agentes humanitários e dos doadores, durante o período de execução (um ano), a assistência nutricional humanitária é composta por uma componente de prevenção da subnutrição baseada na promoção de boas práticas nutricionais e por uma outra componente de cuidados terapêuticos em unidades nutricionais, com o objetivo de salvar e mudar vidas.

A fim de compreender plenamente os efeitos e as limitações da assistência nutricional humanitária, coloca-se a seguinte questão: *qual é o benefício das intervenções nutricionais humanitárias nos territórios de Kalehe (Minova), Kabare (Kabare, Bunyakiri, Kalonge), Walungu (Mwana, Mubumbano) e Uvira no Kivu Sul?*

Na mesma linha, a investigação qualificou a hipótese de que :

O reforço das capacidades dos beneficiários poderá garantir que os benefícios das intervenções humanitárias no domínio da nutrição no Kivu do Sul se mantenham a longo prazo.

Para responder a esta questão de investigação e testar a hipótese de investigação, será efectuada uma avaliação da intervenção nutricional humanitária de 19 de junho de 2019 a 20 de julho de 2020 para recolher os testemunhos dos beneficiários sobre os benefícios da intervenção nutricional humanitária no Kivu Sul.

Os objectivos do presente estudo são os seguintes:

II. Objectivos da investigação em matéria de intervenção nutricional humanitária:

2.1- Objetivo geral :

Avaliação dos benefícios da intervenção nutricional humanitária para a população vulnerável dos territórios de Kalehe (Minova), Kabare (Kabare, Bunyakiri, Kalonge), Walungu (Mwana, Mubumbano) e Uvira no Kivu do Sul, na República Democrática do Congo.

2.2- Objectivos específicos :

- Avaliação das intervenções nutricionais a nível dos serviços de saúde e da comunidade (aldeia);
- Determinar as práticas e os conhecimentos das mães de crianças a nível comunitário;
- Avaliar os efeitos das práticas nutricionais e dos cuidados infantis;
- Documentar as boas práticas e as lições aprendidas para melhorar a execução das intervenções humanitárias em tempo real.

III. Abordagem metodológica da avaliação das intervenções humanitárias no domínio da nutrição :

3.1- Tipo de inquérito

Trata-se de um inquérito analítico descritivo e transversal com um objetivo comparativo, cuja população de estudo a avaliação da intervenção humanitária é constituída por :

- Pares de mães e filhos com idades compreendidas entre os 0 e os 23 meses que participaram em actividades de demonstração culinária
- Pares de mães e filhos tratados nas unidades UNTA (*Unidade Nutricional Terapêutica Ambulatória*) e UNTI (*Unidade Nutricional Terapêutica Intensiva*)

3.2- Técnicas e instrumentos de recolha de dados

A técnica utilizada para avaliar a intervenção humanitária baseia-se numa entrevista semi-estruturada utilizando um questionário eletrónico para os agregados familiares.
Este questionário eletrónico é composto por uma secção que recolhe informações sobre a identidade das mães de crianças com idades compreendidas entre os 0 e os 23 meses e das mães de crianças tratadas na UNTA e na UNTI nos territórios de Kalehe (Minova), Kabare (Kabare, Bunyakiri, Kalonge), Walungu (Mwana, Mubumbano) e Uvira.
A outra parte do questionário eletrónico consiste em recolher dados sobre os aspectos técnicos da intervenção nutricional.
Por conseguinte, os questionários electrónicos são instalados nos smartphones (tablets) dos entrevistadores, utilizando a aplicação ODK Collect.
Além disso, os dados recolhidos junto das mães das crianças foram transmitidos em linha através dos telefones dos entrevistadores, utilizando o software ODK Collect.
Uma vez recolhidos os dados, estes são automaticamente enviados para o servidor e recebidos na base de dados ODK Collect. Os dados são depois extraídos da base de dados ODK Collect e processados em Excel antes de serem analisados em SPSS.

3.3- Amostragem para a avaliação da resposta humanitária

3.3.1- Dimensão da amostra :

A dimensão da amostra de mães a inquirir em 63 zonas sanitárias. Em cada zona sanitária, foram selecionados aleatoriamente dez (10) casais de mães.

A amostra é assim constituída por cerca de 630 pares mãe-filho.

No entanto, durante o inquérito no terreno, o questionário foi administrado a 637 agregados familiares em 63 agrupamentos, ou seja, 10 agregados familiares por agrupamento. O número de agrupamentos foi determinado com base na carga de trabalho dos entrevistadores e na acessibilidade dos agrupamentos durante um dia.

3.3.2- Processos de amostragem

A amostragem baseia-se num inquérito por amostragem em três fases.

- Na primeira fase de amostragem, os agrupamentos são selecionados de acordo com a probabilidade proporcional ao seu tamanho (neste caso, a população total da aldeia). As bases de amostragem consistem numa lista exaustiva de aldeias em cada zona sanitária (Mwana, Mubumbano, Kabare e Uvira) agrupadas por área sanitária com as suas populações correspondentes.
- Na segunda fase da amostragem, os agregados familiares são selecionados através de uma escolha fundamentada.

  O número de agregados familiares a inquirir é atribuído por aldeia. A escolha do agregado familiar na aldeia é aleatória porque se trata de um sorteio aleatório simples, sem substituição, dos agregados familiares inquiridos de entre todos os agregados familiares.
- Na terceira fase do inquérito, o par mãe-filho a inquirir é escolhido por sorteio aleatório. Se houver várias mães na parcela, uma delas é escolhida aleatoriamente (utilizando pedaços de papel numerados) para administrar o questionário.

3.3.3- Organização da recolha :

<u>Composição das equipas de inquérito :</u>

Os dados para a avaliação da intervenção nutricional humanitária são recolhidos por entrevistadores que são recrutados para administrar questionários nos agregados familiares das zonas sanitárias. Estes entrevistadores recebem formação sobre a utilização dos instrumentos de recolha de dados e o método de aplicação dos questionários aos beneficiários durante um dia antes do início do estudo. Os smartphones/tablets com questionários electrónicos da aplicação ODK Collect (KOBO) são utilizados para administrar os questionários aos beneficiários nos agregados familiares.

3.3.4- Formação de supervisores e entrevistadores

Foi organizada uma sessão de formação de um dia para dezasseis (16) entrevistadores e quatro (4) chefes de equipa para os familiarizar com a metodologia de recolha e administração do questionário nos agregados familiares.

3.3.5- Considerações éticas

Durante a avaliação da intervenção nutricional humanitária, os objectivos e os procedimentos do inquérito são explicados aos representantes da comunidade, a fim de solicitar o seu apoio e facilitar a sua participação. Ao mesmo tempo, é obtido o apoio moral dos dignitários da aldeia (chefe da aldeia, conselheiros locais, líderes religiosos e consuetudinários).

No momento do inquérito, os entrevistadores e os chefes de equipa detalharam todas as informações pertinentes aos entrevistados (chefes de família e mães de crianças) a título de introdução, com vista a obter o consentimento assinado pelos chefes de família e mães de crianças antes de iniciar a aplicação do questionário. A confidencialidade e o anonimato são garantidos durante e após o inquérito. A informação recolhida é transmitida diretamente para a base de dados ODK Collect, o que limita a confidencialidade da informação. Assim, as condições gerais de utilização da ferramenta ODK Collect não permitem que os dados recolhidos nos agregados familiares sejam utilizados para fins pessoais e muito menos partilhados com terceiros.

3.3.6- Organização do inquérito no terreno

O inquérito realizou-se de 19 de junho a 20 de julho de 2020 nos territórios de Kalehe (Minova), Kabare (Kabare, Bunyakiri, Kalonge), Walungu (Mwana, Mubumbano) e Uvira, com a participação das comunidades beneficiárias, das autoridades locais, das autoridades sanitárias e da sociedade civil.

3.3.7- Análise dos dados recolhidos

Os dados recolhidos são introduzidos diretamente nos smartphones e tablets utilizando o software ODK Collect pelos entrevistadores sob a supervisão dos chefes de equipa. Os dados recolhidos são gerados diretamente pela base de dados ODK Collect Excel. Os dados foram cuidadosamente limpos e algumas variáveis foram corrigidas. Os dados qualitativos e quantitativos são analisados com recurso ao software SPSS versão 21.0.

3.3.8- Explicação do cálculo do X^2 (Qui-quadrado) ou do Qui-quadrado para a análise dos dados

O valor P é obtido através do cálculo do X^2 (Qui-quadrado).

Este X^2 (Qui-quadrado) é um teste de relação utilizado para verificar se existe uma relação entre um risco de exposição e uma doença. Se o seu valor, o desvio reduzido > 1,960, a probabilidade alfa (ou nível de significância p) < 0,05, significa que a relação é estatisticamente significativa entre a doença e o risco de exposição e que há menos de 5 em 100 hipóteses de a distribuição resultar do acaso para um determinado valor de graus de liberdade (ddl).

3.3.9- Método de análise dos dados :

Os dados quantitativos e qualitativos são analisados com recurso ao software SPSS versão 21. O Word e o Excel são igualmente utilizados para o tratamento dos textos e a elaboração de tabelas e gráficos.

3.3.10- Limitações da recolha de dados :

A ausência de uma avaliação de base torna difícil comparar o impacto das intervenções humanitárias no domínio da nutrição no Kivu Sul com a presente avaliação.

IV- Resultados da investigação

4.1- Caraterísticas sócio-demográficas dos beneficiários

Quadro 1: Caraterísticas sócio-demográficas dos beneficiários

Caraterísticas sócio-demográficas	**Malnutrido**				**Valor P.**
	Crianças do MAS (UNTA)		**Crianças MAS-C (UNTI)**		
Idade das mães	**(n)**	**(%)**	**(n)**	**(%)**	
[15-19[	24	4	1	5	
[20-29[	315	49	10	53	**0.02**
[30-39[	235	37	7	37	
[40-70[	63	10	1	5	
Estado civil	**(n)**	**(%)**	**(n)**	**(%)**	
Individual	44	7	2	11	
Noivas monogâmicas	421	66	5	26	
Noivas de poligamia	81	13	5	26	**<0.001**
Separado/divorciado	19	3	4	21	
União de facto	56	9	1	5	
Viúva	16	3	2	11	
Nível de educação	**(n)**	**(%)**	**(n)**	**(%)**	
Não	289	45,4	9	47	
Primário	220	34,5	6	32	0.1
Secundário	127	19,9	4	21	
Ensino superior	1	**0,2**	0	0	
Profissões das mães	**(n)**	**(%)**	**(n)**	**(%)**	
Produtores	337	**53**	11	58	
Vendedoras	81	13	3	16	>0.1
Costureiras	9	1	1	5	
Agregados familiares	194	30	3	16	
Empregados	16	3	1	5	
Número de crianças com menos de 5 anos	**(n)**	**(%)**	**(n)**	**(%)**	
[0-2[	422	66	14	74	0.2
[3-5[	215	34	5	26	

Das mães das crianças inquiridas, 97% eram mães de crianças da Unidade Nutricional Terapêutica Ambulatória (UNTA), e a idade média destas mães era de 25 anos.

A maioria das mães inquiridas tinha uma idade média entre 20 e 29 anos, ou seja, 49% das mães de crianças da UNTA e 53% das mães de crianças da UNTI. A distribuição das mães de crianças entre os grupos etários é estatisticamente significativa entre as diferentes idades das mães de crianças (p = 0,02).

A maioria das mulheres é casada monogamicamente, ou seja, 66% das mães de crianças da UNTA e 26% das mães de crianças da UNTI. A distribuição do estado civil entre as mães das crianças é estatisticamente significativa (p<0,001).

As mães que trabalham na agricultura são maioritárias na UNTI (58%) do que na UNTA (53%). A ocupação das mães das crianças não diferiu entre os diferentes serviços de saúde infantil na UNTA e na UNTI (p >0,1).

A maioria das mães de crianças da UNTA e da UNTI não tem qualquer nível de escolaridade e o nível mais elevado é de 0,2% entre as mães de crianças da UNTA. No entanto, o nível de escolaridade das mães de crianças não foi estatisticamente significativo entre os diferentes grupos de mães de crianças (p = 0,1).

A maioria das mães tinha filhos com menos de 2 anos de idade internados para cuidados nas duas unidades de nutrição terapêutica. No entanto, o número de crianças não apresentou diferenças estatisticamente significativas entre as diferentes unidades de nutrição (p = 0,2).

Os resultados da Tabela 1 mostraram que houve uma relação estatisticamente significativa entre o estado civil das mães das crianças, a idade das mães das crianças e as diferentes crianças desnutridas admitidas para atendimento nas diferentes unidades nutricionais (p < 0,05).

Da mesma forma, a investigação mostrou que não existia uma relação estatisticamente significativa entre o nível de educação, as profissões das mães e o número de crianças subnutridas nas diferentes unidades nutricionais (p>0,05).

4.2 Repartição dos doentes por unidade de terapia nutricional

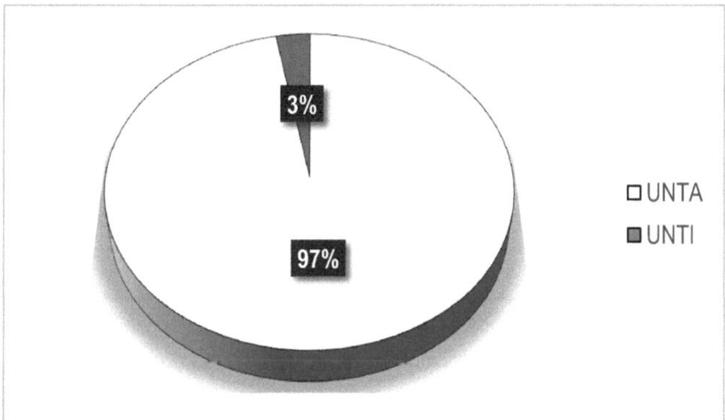

Figura 1: Repartição dos beneficiários

Participaram no estudo mais mães de crianças MAS UNTA (97%) do que mães de crianças MAS-C UNTI (3%).

4.3 Avaliação das intervenções nutricionais pelos serviços de saúde e comunitários

Tabela 2: Pacientes por unidade nutricional

Cuidados UNT	Crianças do MAS (UNTA)		Crianças MAS-C (UNTI)		Valor P.
	(n)	(%)	(n)	(%)	
UNTA	628	99	4	21	0.0001
UNTI	9	1	15	79	

99% das crianças do MAS são admitidas diretamente (a partir da triagem) nas UNTAs, em comparação com 79% das crianças do MAS-C que são admitidas diretamente nas UNITIs.

Por outro lado, 21% das crianças do MAS são encaminhadas para as UNTIs, em comparação com 1% das crianças do MAS-C que são encaminhadas para as UNTAs.

Os resultados da tabela 2 mostraram que houve uma relação estatisticamente significativa entre o número de crianças desnutridas e as diferentes unidades nutricionais (UNTA e UNTI) (p <0,05).

Quadro 3: Avaliação dos cuidados recebidos por tipo de malnutrição

Cuidados recebidos	Crianças do MAS (UNTA)		Crianças MAS-C (UNTI)		Valor P.
	(n)	(%)	(n)	(%)	
Excelente	203	32	4	21	0.08
Bom	403	63	12	63	
Justo	26	4	3	16	
Medíocre	5	1	0	0	

32% das mães de crianças com EAM apreciaram mais os cuidados recebidos nas unidades de nutrição do que 21% das mães de crianças com EAM-C. No entanto, poucos pacientes com SAM (1%) não apreciaram os cuidados recebidos, enquanto todos os pacientes com SAM-C apreciaram os cuidados recebidos.

O estudo mostrou que não existia uma relação estatisticamente significativa entre os cuidados prestados e o número de crianças subnutridas tratadas (p>0,05).

Quadro 4: Avaliação dos medicamentos recebidos, por tipo de malnutrição

Medicamentos	Crianças do MAS (UNTA)		Crianças MAS-C (UNTI)		Valor P.
	(n)	(%)	(n)	(%)	
Excelente	192	30	7	37	0.8
Bom	407	64	11	58	
Justo	26	4	1	5	
Medíocre	12	2	0	0	

37% das mães de crianças SAM-C apreciaram mais o tratamento médico (receção de medicamentos) recebido nos serviços de saúde do que 30% das mães de crianças SAM. Por outro lado, 2% dos doentes com SAM não apreciaram a receção dos medicamentos, enquanto todos os doentes com SAM-C apreciaram a receção dos medicamentos. O estudo revelou que não existia qualquer relação entre o fornecimento de medicamentos e os diferentes tipos de crianças subnutridas tratadas ($p>0,05$).

Quadro 5: Avaliação dos factores de nutrição recebidos

Insumos nutricionais	Crianças do MAS (UNTA)		Crianças MAS-C (UNTI)		Valor P.
	(n)	(%)	(n)	(%)	
Excelente	236	37	10	53	0.5
Bom	370	58	8	42	
Justo	26	4	1	5	
Medíocre	5	1	0	0	

53% das mães de crianças MAS-C apreciaram mais o tratamento nutricional (Plumpy Nut, leites terapêuticos) fornecido durante os cuidados, em comparação com 37% das mães de crianças MAS.

Por outro lado, poucas mães de crianças com SAM (1%) não apreciaram os insumos nutricionais recebidos, enquanto as mães de crianças com SAM-C apreciaram os insumos nutricionais recebidos.

Não houve diferença estatisticamente significativa entre a avaliação dos insumos nutricionais e o número de crianças desnutridas tratadas ($p>0,05$).

Quadro 6: Avaliação do acompanhamento do tratamento por tipo de malnutrição

Acompanhamento do tratamento	Crianças do MAS (UNTA)		Crianças MAS-C (UNTI)		Valor P.
	(n)	(%)	(n)	(%)	
Excelente	182	28.6	5	26	0.9
Bom	417	65.5	13	68	
Justo	36	5.7	1	5	
Medíocre	2	0.3	0	0	

28,6% das mães de crianças MAS apreciaram o acompanhamento do tratamento dos seus filhos nas unidades de nutrição, contra 26% das mães de crianças MAS-C.

No entanto, 0,3% das crianças SAM não apreciaram o acompanhamento nas unidades nutricionais.

Os resultados da Tabela 6 mostram que não houve relação estatisticamente significativa entre o seguimento do tratamento e o número de crianças desnutridas (p>0,05).

Quadro 7: Avaliação do acolhimento nos serviços de assistência segundo o tipo de malnutrição

Receção na UNT	Crianças do MAS (UNTA)		Crianças MAS-C (UNTI)		Valor P.
	(n)	(%)	(n)	(%)	
Excelente	177	27.8	5	26	0.6
Bom	416	65.3	14	74	
Justo	42	6.6	0	0	
Medíocre	2	0.3	0	0	

27,8% das mães de crianças do MAS na UNTA apreciaram o acolhimento que receberam nos serviços de saúde, em comparação com 26% das mães de pacientes do MAS-C na UNTI.

O estudo mostrou que não existe uma relação estatisticamente significativa entre o acolhimento das mães e o número de crianças subnutridas (p>0,05).

Quadro 8: Avaliação do aconselhamento recebido por tipo de malnutrição

Aconselhamento	Crianças do MAS (UNTA)		Crianças MAS-C (UNTI)		Valor P.
	(n)	(%)	(n)	(%)	
Excelente	173	27	4	21	
Bom	431	68	14	74	0.9
Justo	29	5	1	5	
Medíocre	4	1	0	0	

27% das mães de crianças com SAM apreciaram mais o aconselhamento recebido nos serviços de saúde do que 21% das mães de pacientes com SAM-C. Por outro lado, poucas mães de crianças com SAM (1%) apreciaram menos o aconselhamento.

O estudo revelou que não existia uma relação estatisticamente significativa entre o aconselhamento recebido e os diferentes tipos de crianças subnutridas (p>0,05).

4.4 Determinar as práticas e os conhecimentos das mães a nível comunitário

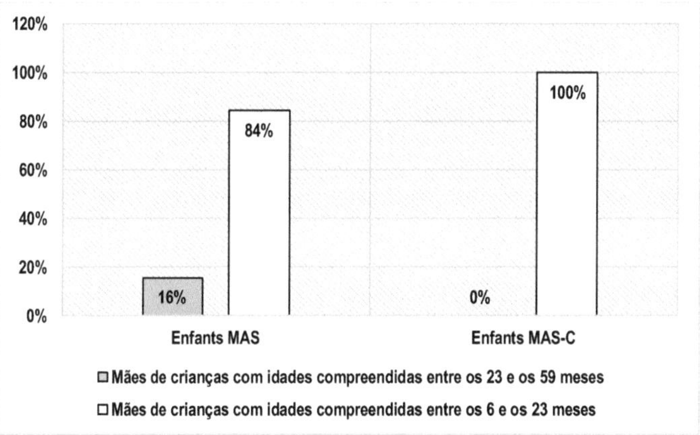

Figura 2: Distribuição das crianças subnutridas por unidade

Todas as crianças com menos de dois anos tratadas nas UCIN estão gravemente subnutridas de forma aguda com complicações médicas. Por outro lado, a maioria das crianças tratadas na UNTA está gravemente subnutrida, sem complicações, com menos de dois anos de idade.

Por conseguinte, não existe uma relação estatística entre a distribuição etária das crianças subnutridas e as diferentes unidades terapêuticas nutricionais para o tratamento das crianças (p = 0,4).

Quadro 9: Participação em actividades comunitárias

Nutrição comunitária	Mães de crianças 0-23 meses		Mães de crianças 23-59 meses		Valor P.
Exibições	**(n)**	**(%)**	**(n)**	**(%)**	
Participantes	478	86	85	84	0.6
Não participantes	77	14	16	16	
Demonstração de cozinha	**(n)**	**(%)**	**(n)**	**(%)**	
Participantes	389	81	72	85	0.6
Não participantes	89	19	13	15	
ANJE	**(n)**	**(%)**	**(n)**	**(%)**	
Participantes	257	54	47	55	0.8
Não participantes	221	46	38	45	
Educação nutricional	**(n)**	**(%)**	**(n)**	**(%)**	
Participantes	400	84	74	87	0.6
Não participantes	78	16	11	13	

86% das mães de crianças com idades compreendidas entre os 0 e os 23 meses estavam mais envolvidas no rastreio, em comparação com 84% das mães de crianças com idades compreendidas entre os 23 e os 59 meses.

85% das mães de crianças com idades compreendidas entre os 23 e os 59 meses participaram mais em actividades de demonstração culinária, em comparação com 81% das mães de crianças com idades compreendidas entre os 0 e os 23 meses.

As mães de crianças (55%) com idades entre os 23 e os 59 meses participaram mais nas actividades de promoção da ANJE do que as mães de crianças (54%) com idades entre os 0 e os 23 meses.

As mães de crianças com mais de 23 meses (87%) tinham mais probabilidades de participar em actividades de educação nutricional do que as mães de crianças com menos de dois anos (84%).

A tabela acima mostra que não existe uma relação estatisticamente significativa entre a participação em actividades nutricionais comunitárias (sessões de rastreio, sessões de demonstração culinária, sessões de prática de ANJE) e os diferentes grupos de mães e filhos ($p>0,05$).

Quadro 10: Avaliação dos programas de educação nutricional dos beneficiários

Apreciação da educação nutricional	Crianças 0-23 meses		Crianças com idades compreendidas entre os 24 e os 59 meses		Valor P.
	(n)	(%)	(n)	(%)	
Excelente	180	38	29	34	0.8
Bom	285	60	54	64	
Justo	10	2	2	2	
Medíocre	3	1	0	0	

As mães de crianças com idades compreendidas entre os 0 e os 23 meses (38%) apreciaram mais a educação nutricional do que as mães de crianças com idades compreendidas entre os 24 e os 59 meses (34%).

Para além disso, o estudo estabeleceu que não existia uma relação estatisticamente significativa entre as avaliações da educação nutricional e os diferentes grupos de mães de crianças (p>0,05).

Quadro 11: Apreciação das demonstrações de cozinha

Apreciação de demonstrações culinárias	Crianças 0-23 meses		Crianças com idades compreendidas entre os 24 e os 59 meses		Valor P.
	(n)	(%)	(n)	(%)	
Excelente	137	29	29	34	0.1
Bom	273	57	52	61	
Justo	27	6	2	2	
Medíocre	41	9	2	2	

34% das mães de crianças com idades compreendidas entre os 24 e os 59 meses gostaram mais das demonstrações culinárias, em comparação com 29% das mães de crianças com idades compreendidas entre os 0 e os 23 meses. Enquanto 9% das mães de crianças com idades entre os 0 e os 23 meses gostaram menos das demonstrações culinárias.

O estudo mostrou que não houve diferença estatisticamente significativa entre as avaliações das demonstrações culinárias e os diferentes grupos de mães de crianças (p>0,05).

Quadro 12: Avaliação das sessões de aconselhamento

Avaliação do aconselhamento	Crianças 0-23 meses		Crianças com idades compreendidas entre os 24 e os 59 meses		Valor P.
	(n)	(%)	(n)	(%)	
Excelente	109	23	21	25	0.3
Bom	279	58	53	62	
Justo	40	8	8	9	
Medíocre	50	10	3	4	

25% das mães de crianças com idades compreendidas entre os 24 e os 59 meses apreciaram mais o aconselhamento, em comparação com 23% das mães de crianças com idades compreendidas entre os 0 e os 23 meses. Por outro lado, 10% das mães de crianças com idades compreendidas entre os 0 e os 23 meses apreciaram menos o aconselhamento que receberam nas unidades de saúde.

A tabela acima mostra que não existe uma relação estatística entre as avaliações do aconselhamento recebido e as avaliações das várias mães das crianças (p>0,05).

4.5 Avaliar os efeitos das práticas nutricionais e dos cuidados infantis

Quadro 13: Práticas e conhecimentos das mães com filhos

Prática e conhecimento	Mães de crianças 0-23 meses		Mães de crianças 24-59 meses		Valor P.
Causas e consequências da subnutrição	**(n)**	**(%)**	**(n)**	**(%)**	
Incluído	295	62	55	65	0.7
Não incluído	183	38	30	35	
Práticas de prevenção de cuidados	**(n)**	**(%)**	**(n)**	**(%)**	
Descobertas	281	59	53	62	0.7
Por descobrir	197	41	32	38	
Valor nutricional dos produtos locais	**(n)**	**(%)**	**(n)**	**(%)**	
Descobertas	299	63	47	55	0.3
Por descobrir	179	37	38	45	
Composição das refeições nutritivas	**(n)**	**(%)**	**(n)**	**(%)**	
Descobertas	340	71	64	75	0.6
Por descobrir	138	29	21	25	
Receitas nutritivas de alimentos locais	**(n)**	**(%)**	**(n)**	**(%)**	
Descobertas	305	64	56	66	0.8
Por descobrir	173	36	29	34	
Aleitamento materno ótimo	**(n)**	**(%)**	**(n)**	**(%)**	
Praticado	238	50	25	29	0.002
Não praticado	240	50	60	71	
Actividades comunitárias	**(n)**	**(%)**	**(n)**	**(%)**	
Participante	463	97	84	99	0.5
Não participa	15	3	1	1	
Prática do aleitamento materno	**(n)**	**(%)**	**(n)**	**(%)**	
Masterizado	292	61	34	40	0.001
Não dominado	186	39	51	60	

65% das mães de crianças com idades entre os 24 e os 59 meses compreendiam melhor as causas e consequências da subnutrição, em comparação com 62% das mães de crianças com idades entre os 0 e os 23 meses. A compreensão das causas e consequências da subnutrição entre as diferentes mães de crianças não foi estatisticamente significativa (p = 0,7).

62% das mães de crianças com idades compreendidas entre os 24 e os 59 meses descobriram mais práticas de cuidados óptimos destinadas a prevenir a subnutrição do que as mães de crianças com idades compreendidas entre os 0 e os 23 meses (59%). A descoberta de práticas de cuidados óptimos entre as diferentes mães de crianças não foi estatisticamente significativa (p = 0,7).

O valor nutricional dos alimentos locais foi descoberto por 63% das mães de crianças com idades compreendidas entre os 0 e os 23 meses, em comparação com 55% das mães de crianças com idades compreendidas entre os 24 e os 59 meses. A descoberta do valor nutricional dos alimentos locais pelas diferentes mães de crianças não foi estatisticamente significativa (p = 0,6).

A composição das refeições nutricionais foi mais descoberta por 75% das mães de crianças com idades compreendidas entre os 24 e os 59 meses do que por 71% das mães de crianças com idades compreendidas entre os 0 e os 23 meses. A descoberta da composição das refeições nutricionais entre as diferentes mães de crianças não foi estatisticamente significativa (p = 0,3).

66% das mães de crianças com idades compreendidas entre os 24 e os 59 meses descobriram mais receitas nutritivas, em comparação com 64% das mães de crianças com idades compreendidas entre os 0 e os 23 meses. Não houve significância estatística (p = 0,8) na descoberta de receitas nutritivas entre as diferentes mães de crianças.

O aleitamento materno ótimo foi mais praticado pelas mães de crianças com idades compreendidas entre os 0 e os 23 meses (50%) do que pelas mães de crianças com idades compreendidas entre os 24 e os 59 meses (29%). O aleitamento materno ótimo foi estatisticamente significativo (p = 0,002) entre mães de bebés diferentes.

As mães de crianças com idades entre os 24 e os 59 meses (99%) participaram mais em actividades de nutrição comunitárias do que as mães de crianças com idades entre os 0 e os 23 meses (97%). A participação em actividades de nutrição comunitárias por parte das mães de crianças diferentes não foi estatisticamente significativa (p = 0,5).

O aleitamento materno foi melhor praticado por 61% das mães de crianças com idades compreendidas entre os 0 e os 23 meses, em comparação com 40% das mães de crianças com idades compreendidas entre os 24 e os 59 meses. O domínio do aleitamento materno entre as diferentes mães de crianças foi estatisticamente significativo (p = 0,001).

No entanto, o estudo revelou que não existia uma relação estatisticamente significativa entre a compreensão das causas e consequências da subnutrição, a prática de cuidados óptimos, o valor nutricional dos alimentos, a composição das refeições nutritivas, as receitas nutritivas, a participação em actividades de nutrição e as diferentes mães das crianças (p>0,05).

No entanto, o estudo estabeleceu que existe uma relação estatisticamente significativa entre o domínio da prática do aleitamento materno, a prática óptima do AM e as diferentes mães de crianças (p <0,05).

Quadro 14: Melhoria dos cuidados e das práticas nutricionais

Melhorar as práticas	Crianças 0-23 meses		Crianças 24-59 meses		Valor P.
Medição do peso	**(n)**	**(%)**	**(n)**	**(%)**	
Capturas registadas	416	90	76	90	0.9
Capturas não registadas	47	10	8	10	
Frequência da doença	**(n)**	**(%)**	**(n)**	**(%)**	
Menos doente	286	62	51	61	0.9
Frequentemente doente	177	38	33	39	
Frequência do choro	**(n)**	**(%)**	**(n)**	**(%)**	
Menos	233	50	40	48	0.8
Frequentemente	230	50	44	52	
Avaliação da alimentação	**(n)**	**(%)**	**(n)**	**(%)**	
Apetite	346	75	63	75	0.9
Sem apetite	117	25	21	25	
Fecho fácil	**(n)**	**(%)**	**(n)**	**(%)**	
Melhorado	202	44	13	15	0.0001
Melhorado para fazer	261	56	71	85	

O ganho de peso foi proporcionalmente (90%) igual entre o grupo de mães com filhos e este ganho de peso não foi estatisticamente significativo entre os dois grupos de mães com filhos (p = 0,9).

O apetite foi proporcionalmente melhor (75%) entre o grupo de mães com filhos e este aumento de peso não foi estatisticamente significativo entre os dois grupos de mães com filhos (p = 0,9).

As crianças com idades entre os 0 e os 23 meses (62%) têm menos probabilidades de adoecer do que as crianças com idades entre os 24 e os 59 meses (61%).

As crianças de 0-23 meses choram menos (50%) do que as crianças de 24-59 meses (48%).

As crianças dos 0 aos 23 meses (44%) mamam melhor e sem dificuldade do que as crianças dos 24 aos 59 meses (15%).

No entanto, não se verificou uma relação estatisticamente significativa entre a medição do peso, a frequência das doenças, a avaliação da dieta e as diferentes idades das crianças ($p>0,05$).

No entanto, houve uma relação estatisticamente significativa entre as práticas nutricionais e as diferentes idades das crianças ($p <0,05$).

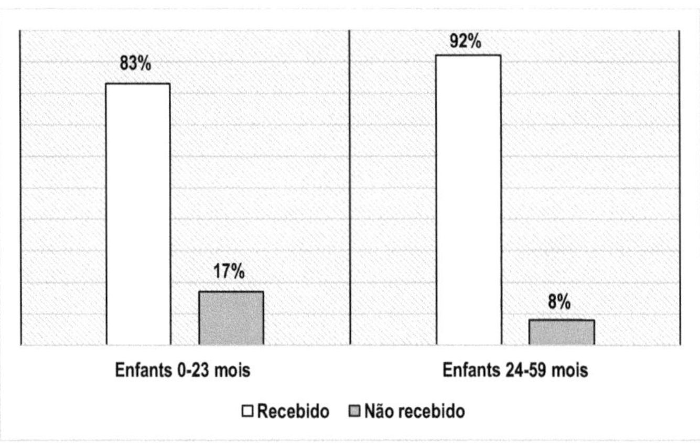

Figura 3: Visitas domiciliárias para demonstrações de cozinha

As mães de crianças com idades compreendidas entre os 24 e os 59 meses (92%) receberam mais visitas domiciliárias para avaliar as práticas de demonstração culinária das suas mães do que as mães de crianças com idades compreendidas entre os 0 e os 23 meses (83%).

Por outro lado, 17% das crianças de 0-23 meses foram visitadas com maior frequência para acompanhamento do tratamento nutricional em casa.

Quadro 15: Avaliação das visitas domiciliárias

Valorização das visitas domiciliárias	Crianças 0-23 meses		Crianças com idades compreendidas entre os 24 e os 59 meses		Valor P.
	(n)	(%)	(n)	(%)	
Excelente	110	28	15	19	
Bom	274	69	60	77	0.3
Justo	3	1	2	3	
Medíocre	9	2	1	1	

As mães de crianças de 0-23 meses (28%) apreciaram mais as visitas domiciliárias pelas demonstrações culinárias do que as mães de crianças de 24-59 meses (19%).

Além disso, não houve relação estatística entre as práticas alimentares comunitárias e as diferentes idades das crianças ($p>0,05$).

Quadro 16: Reforço das capacidades em matéria de cuidados de saúde e nutrição

Reforço das capacidades	Mães de crianças 0-23 meses		Mães de crianças 24-59 meses		Valor P.
Práticas de cuidados e nutrição	(n)	(%)	(n)	(%)	
Recebido	396	83	78	92	0.7
Não recebido	82	17	7	8	

As mães de crianças com idades compreendidas entre os 24 e os 59 meses (92%) receberam mais formação sobre cuidados de saúde, higiene e práticas nutricionais do que as mães de crianças com idades compreendidas entre os 0 e os 23 meses (83%).

Os resultados desta tabela mostraram que não existia qualquer relação entre o desenvolvimento de capacidades e as diferentes idades das crianças ($p>0,05$).

Quadro 17: Avaliação do reforço das capacidades

Apreciação do reforço das capacidades	Crianças 0-23 meses		Crianças com idades compreendidas entre os 24 e os 59 meses		Valor P.
	(n)	(%)	(n)	(%)	
Excelente	110	26	12	16	0.2
Bom	301	72	61	80	
Justo	7	2	3	4	
Medíocre	1	0	0	0	

26% das mães de crianças com idades compreendidas entre os 0 e os 23 meses apreciaram o reforço de capacidades que receberam em casa, em comparação com 16% das mães de crianças com idades compreendidas entre os 24 e os 59 meses.

De acordo com os resultados do estudo, não houve diferença estatisticamente significativa entre as práticas de capacitação e os diferentes grupos de mães e filhos ($p>0,05$).

V. Discussão dos resultados :

5.1 Avaliação das intervenções nutricionais nos serviços de saúde

Em termos de apreciação das intervenções nutricionais, as mães das crianças SAM internadas na UNTA apreciaram mais os cuidados recebidos nas unidades terapêuticas nutricionais (serviços de saúde) do que as mães das crianças MAS-C internadas na UNTI. Em segundo lugar, as mães dos pacientes com MAS na UNTA apreciaram mais o acompanhamento do tratamento das crianças de que cuidavam, em comparação com as mães das crianças com MAS-C na UNTI.

Para além disso, as mães dos pacientes do MAS da UNTA apreciaram mais o acolhimento que receberam nos serviços de saúde do que as mães das crianças do MAS-C da UNTI. Finalmente, as mães das crianças MAS na UNTA apreciaram mais o aconselhamento que receberam durante os cuidados do que as mães das crianças MAS-C na UNTI.

Por outro lado, as mães de crianças SAM-C internadas na UNTI apreciaram mais o tratamento médico (receção de medicamentos) recebido nos serviços de saúde do que as mães de crianças SAM internadas na UNTA.

Para além disso, as mães das crianças MAS-C na UNTI apreciaram mais o tratamento nutricional (Plumpy Nut, leites terapêuticos) que receberam durante os cuidados do que as mães das crianças MAS na UNTA.

De acordo com a análise estatística, não houve relação estatística significativa ($p>0,05$) entre o atendimento recebido, o acompanhamento do tratamento das crianças, o acolhimento nos serviços de saúde, o aconselhamento recebido durante o atendimento, o tratamento médico (recebimento de medicamentos) recebido, o tratamento nutricional (recebimento de Plumpy Nut, leites terapêuticos) recebido e os diferentes grupos de crianças desnutridas atendidas nas UNTAs e nas UNTIs.

5.2 Práticas e conhecimentos das mães a nível da comunidade e do agregado familiar

Em termos de conhecimentos, as mães de crianças com idades compreendidas entre os 24 e os 59 meses estavam mais conscientes das causas e consequências da subnutrição do que as mães de crianças com idades compreendidas entre os 0 e os 23 meses.

Em termos práticos, as mães de crianças com idades compreendidas entre os 24 e os 59 meses praticaram mais cuidados optimizados destinados a prevenir a subnutrição do que as mães de crianças com idades compreendidas entre os 0 e os 23 meses.

Em termos de alimentação das crianças e das mulheres grávidas, as mães de crianças com idades compreendidas entre os 24 e os 59 meses descobriram refeições mais nutritivas preparadas durante as demonstrações culinárias nas comunidades e nos agregados familiares.

Como resultado, as mães de crianças com idades entre os 0 e os 23 meses descobriram mais sobre o valor nutricional dos alimentos locais do que as mães de crianças com idades entre os 24 e os 59 meses.

Em termos de aleitamento materno, as mães de crianças com idades compreendidas entre os 0 e os 23 meses eram mais propensas a praticar o aleitamento materno ideal (amamentação no espaço de meia hora após o nascimento, aleitamento materno exclusivo e aleitamento materno contínuo) do que as mães de crianças com idades compreendidas entre os 24 e os 59 meses.

As mães de crianças com idades compreendidas entre os 0 e os 23 meses dominavam melhor as boas práticas de aleitamento materno do que as mães de crianças com idades compreendidas entre os 24 e os 59 meses.

A prática do aleitamento materno ideal e o domínio da prática do aleitamento materno foram estatisticamente relacionados com as práticas e conhecimentos das mães de crianças ao nível da comunidade e do agregado familiar ($p < 0,05$). Por outro lado, a compreensão das causas e consequências da subnutrição, as práticas de cuidados óptimos, o valor nutricional dos alimentos, a composição das refeições nutritivas, as receitas nutritivas e a participação em actividades comunitárias de nutrição não foram estatisticamente relacionadas com as práticas e conhecimentos das mães ao nível da comunidade e do agregado familiar ($p>0,05$).

5.3 Melhorar as práticas nutricionais e os cuidados infantis das mães de crianças

Em termos de cuidados, as crianças de 0-23 meses adoeceram menos do que as crianças de 24-59 meses.

Em segundo lugar, em termos de indicadores de bem-estar das crianças, as crianças com idades compreendidas entre os 0 e os 23 meses choraram menos do que as crianças com idades compreendidas entre os 24 e os 59 meses.

Em termos de promoção do aleitamento materno, as crianças com idades entre os 0 e os 23 meses tinham mais probabilidades de pegar no peito sem dificuldade do que as crianças com idades entre os 24 e os 59 meses.

Finalmente, em termos de nutrição, as mães de crianças com idades compreendidas entre os 24 e os 59 meses receberam mais visitas domiciliárias para avaliar as práticas de demonstração culinária com vista a melhorar a nutrição das crianças em casa. Por outro lado, as crianças de 0-23 meses foram as que receberam mais visitas domiciliárias para melhorar o acompanhamento do tratamento nutricional em casa. Por conseguinte, as mães das crianças de 0-23 meses apreciaram mais as visitas domiciliárias para avaliar a sua adesão às demonstrações culinárias em casa do que as mães das crianças de 24-59 meses.

No entanto, a medição do peso, a frequência de doenças e a avaliação da dieta não foram estatisticamente relacionadas com a melhoria das práticas nutricionais e dos cuidados infantis prestados pelos grupos de mães com filhos ($p>0,05$).

Enquanto a amamentação sem dificuldade foi estatisticamente associada a melhores práticas nutricionais e cuidados com a criança pelas mães ($p <0,05$).

5.4 Reforço das capacidades das mães para garantir que os ganhos obtidos sejam sustentados

Em termos de capacitação, as mães de crianças com idades compreendidas entre os 24 e os 59 meses receberam mais capacitação do que as mães de crianças com idades compreendidas entre os 0 e os 23 meses.

As mães de crianças com idades compreendidas entre os 24 e os 59 meses receberam mais formação sobre boas práticas de cuidados de saúde para crianças, mas também receberam formação sobre boas práticas de higiene, boas práticas de alimentação, boas práticas de promoção do aleitamento materno e práticas nutricionais.

Por outro lado, as mães de crianças com idades entre os 0 e os 23 meses que receberam menos formação foram as que mais apreciaram a formação recebida em casa do que as mães de crianças com idades entre os 24 e os 59 meses.

Por último, não se verificou uma relação estatística entre o reforço das capacidades e a sustentabilidade ($p>0,05$).

Conclusão:

No final da investigação, é de notar que os benefícios das intervenções nutricionais para a população do Kivu do Sul, na República Democrática do Congo, permitiram, em primeiro lugar, avaliar as intervenções nutricionais ao nível dos serviços de saúde e da comunidade, em seguida, determinar as práticas e os conhecimentos das mães de crianças ao nível da comunidade, em seguida, avaliar os efeitos das práticas nutricionais e dos cuidados infantis por parte das mães de crianças e, finalmente, documentar as boas práticas e as lições aprendidas para melhorar a implementação das intervenções humanitárias.

De seguida, o benefício das intervenções nutricionais revelou que o aleitamento materno era mais praticado pelas mães de crianças com idades compreendidas entre os 0 e os 23 meses do que pelas mães de crianças com idades compreendidas entre os 24 e os 59 meses. O benefício das intervenções nutricionais revelou que o aleitamento materno ótimo foi mais praticado pelas mães de crianças com idades entre os 0 e os 23 meses do que pelas mães de crianças com idades entre os 24 e os 59 meses.

Além disso, os benefícios das intervenções nutricionais mostraram que as crianças com idades entre os 0 e os 23 meses pegavam melhor no colo sem dificuldade do que as crianças com idades entre os 24 e os 59 meses.

No entanto, as mães de crianças com idades compreendidas entre os 24 e os 59 meses receberam mais formação sobre boas práticas nutricionais, cuidados de saúde e boas práticas alimentares do que as mães de crianças com idades compreendidas entre os 0 e os 23 meses.

Por fim, a prática do aleitamento materno ideal, o domínio da prática do aleitamento materno e a pega da mama sem dificuldade têm uma relação estatística com a capacitação recebida pelas diferentes mães de crianças ($p < 0,05$). Por outro lado, a valorização das intervenções nutricionais ao nível dos serviços de saúde e a capacitação das mães para garantir a sustentabilidade do que aprenderam não têm relação estatística com as práticas e conhecimentos das mães ao nível da comunidade e do agregado familiar ($p > 0,05$).

Sugestões práticas :

No que diz respeito à questão da sustentabilidade dos resultados das intervenções nutricionais, seria essencial atribuir a responsabilidade pela gestão das intervenções nutricionais aos beneficiários (mães das crianças). Esta transferência de responsabilidade para as mães deve ser acompanhada pela regeneração dos rendimentos para promover o acesso aos cuidados de saúde, o acesso à alimentação e a luta contra as doenças infecciosas das crianças, sob a supervisão das autoridades locais (sanitárias) com a participação dos actores humanitários. É igualmente essencial concentrar-se na promoção contínua do aleitamento materno e da alimentação dos lactentes e das crianças, independentemente do tipo de intervenção humanitária e do contexto humanitário (conflito, crise humanitária, desenvolvimento, etc.). Seria igualmente importante melhorar a nutrição das mães e das crianças, melhorando ao mesmo tempo a higiene e o saneamento (controlo dos parasitas) através do tratamento da água doméstica, da promoção da lavagem das mãos com sabão em casa, da utilização de redes mosquiteiras e da desparasitação periódica das crianças. Seria também essencial promover o consumo de alimentos ricos em micronutrientes, preparando comida para as crianças na comunidade. Também seria importante concentrar-se no tratamento de crianças doentes nos serviços de saúde.

Por último, seria muito benéfico garantir a disponibilidade e a diversificação dos géneros alimentícios, para o que é indispensável reforçar a produção agrícola através da produção local de alimentos para o lar, das transferências e das redes de segurança, bem como do reforço das compras locais aos pequenos agricultores. Mas também é necessário acompanhar a questão do excesso de peso das mães e das crianças em caso de sobrenutrição nas intervenções humanitárias.

Declaração de interesses concorrentes

O autor declara que não tem interesses financeiros concorrentes conhecidos ou relações pessoais que possam parecer influenciar o trabalho apresentado neste livro.

Disponibilidade dos dados :

Por razões de deontologia e de ética, as informações recolhidas são tratadas de forma anónima e confidencial e a sua partilha não é autorizada.

Agradecimentos :

Aos entrevistadores, autoridades de saúde e autoridades locais que facilitaram a recolha de dados nas áreas de saúde e nas comunidades (agregados familiares).

Os inquiridos (mães de crianças) que participaram na investigação e forneceram respostas durante a recolha de dados no seu domicílio.

A todos os que encorajaram e apoiaram sem hesitação a redação deste livro.

Referências :

C. Fabre et al (2019). Viver em crise: o que nos dizem os beneficiários da ajuda humanitária? https://defishumanitaires.com/2019/10/17/vivre-en-situation-de-crise-que-nous-disent-les-beneficiaires-.

NGANONGO, O. (2019). Projectos de desenvolvimento na África subsaariana, entre a mudança social e as normas sociais,. *Revue Africaine de Sociologie, Vol. 23, No. 2 (2019), pp. 147-159 (13 páginas), Publicado por: CODESRIA,* https://www.jstor.org/stable/2686808, pp. 147-159 (13 páginas).

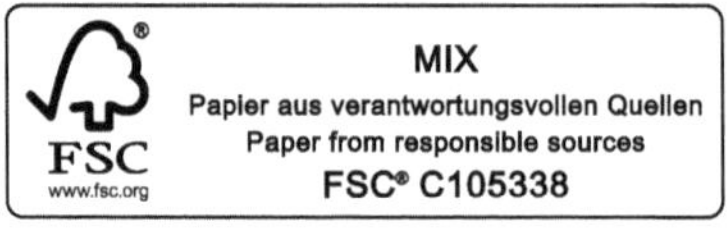

Printed by Books on Demand GmbH, Norderstedt / Germany